LE CHOLÉRA

PROPHYLAXIE

Ou Moyens de s'en préserver.

PREMIERS SOINS A DONNER AUX CHOLÉRIQUES

EN ATTENDANT L'ARRIVÉE DU MÉDECIN.

Notice à la portée de tout le monde

Par M. D.

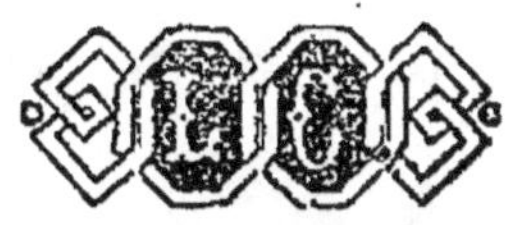

PRIX : 10 CENTIMES.

DOUAI

IMPRIMERIE & LIBRAIRIE LUCIEN CRÉPIN

32, Rue des Procureurs, 32.

— 1866 —

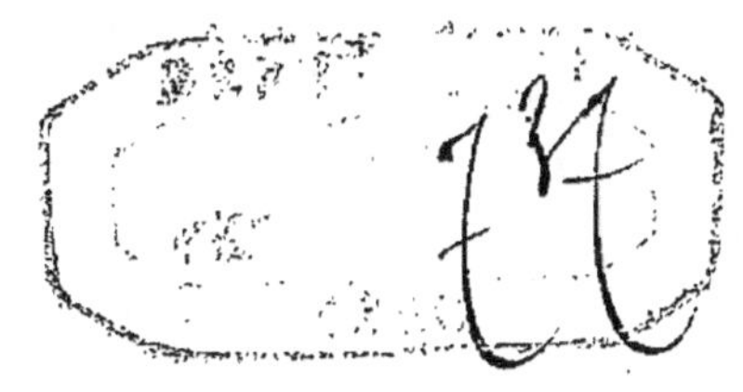

LE CHOLÉRA.

Au moment où une épidémie cholérique semble planer autour de nous, il est du devoir de chacun d'apporter son tribut d'armes contre cet ennemi commun ; j'obéis à ce sentiment. Le plus humble soldat peut parfois frapper juste.

De cette notice toute pratique je bannirai tout ce qui, trop scientifique, ne serait pas compris de *tout le monde*. Je désire que chacun connaisse et comprenne :

1° La prophylaxie, ou moyens de se préserver du choléra ;

2° Les premiers soins à donner aux cholériques en attendant l'arrivée du médecin.

PROPHYLAXIE.

Tout le monde sait que le préservatif par excellence du choléra consiste en un bon régime aidé d'une grande propreté.

En temps d'épidémie, il ne faut réformer son régime habituel, que s'il est foncièrement mauvais.

Il n'y a aucune raison de se priver d'aucun aliment sain et *frais*. Les fruits et légumes peuvent, dans des limites raisonnables, faire partie de l'alimentation, sans aucun danger.

Il ne faut pas perdre de vue un instant que toute cause débilitante prédispose au choléra. Or il faut bien savoir que toute exagération quelconque *en trop ou en peu*, produit un effet débilitant. Ainsi l'abstinence, la diète, les mortifications, la fatigue exagérée, les émotions morales, etc., affaiblissent de même que les excès de veilles, de table, de plaisirs et surtout de boissons alcooliques.

A ce propos, on ne peut trop s'insurger contre ce préjugé colporté malgré le sens commun qui préconise comme toniques les alcooliques : rhum, punch, genièvre aromatisé de tel ou tel, etc. Toutes ces substances sont débilitantes au suprême degré, et dire le contraire, ne prouve qu'ignorance ou charlatanisme.

La boisson, aux repas. peut consister en bière bien faite et peu aigre; en eau rougie de vin. Un peu de vin pur, si on en a l'habitude. Entre temps, ne pas craindre de l'eau pure et fraîche, quand le corps n'est pas en transpiration. Il vaut mieux rejeter les thés, tisanes. etc., dont on fait généra ement usage et abus.

Nous abordons maintenant une question grave ; celle des désinfectants.

Je ne puis, dans une notice aussi sommaire, toucher à la question d'hygiène publique, et mon rôle se bornera à quelques conseils que chacun pourra mettre en pratique.

Tout le monde sait que partout et toujours, mais surtout en temps d'épidémie, il faut éviter, autant que possible, l'encombrement et le voisinage des mares, étangs, eaux croupissantes ; en un mot tout ce qui contient des détritus quelconque pouvant entrer en pétrufaction. Quand on ne peut éviter ces inconvénients, il est indispensable de désinfecter les cloaques, les latrines, les engrais de différents genres, enfin tout ce qui peut produire des émanations malsaines.

Prenez pour cela un kilogramme de sulfate de fer que vous faites dissoudre dans dix litres d'eau ; ou bien de l'acide phosphorique dans des proportions trois ou quatre fois moindre, et arrosez-en tout ce qui est à désinfecter. (il est bon de savoir que, loin de nuire aux engrais, ces substances les rendent plus fertilisantes).

Pour l'intérieur des appartements, employez l'acide phénique ou un phénol de soude. Voici une formule commode : — Faites dissoudre huit à dix grammes d'acide phénique dans cent grammes d'alcool : mêlez une cuillerée à café de cette solution dans un verre d'eau dont vous aspergez les endroits à désinfecter, surtout les vases de nuit, les linges pouvant recevoir des déjections quelconque. Vous pouvez en laisser en évaporation dans une assiette. On peut aromatiser cette substance au moyen d'une essence, citron, menthe, etc.

Il faut surtout aérer beaucoup les appartements.

N'ayez aucune confiance dans les substances odorantes qui masquent les miasmes sans les détruire. En tête de ces substances, je citerai le camphre dont l'abus est devenu une véritable manie pour beaucoup.

Si l'épidémie sévit, on ne doit point se lasser de dire et répéter à satiété que ce sont les déjections des cholériques qui sont porteurs du principe contagieux. La diarrhée prémonitoire jouit déjà de ce triste privilége. Ainsi, on peut soigner les malades, les toucher, rester près d'eux, je dirais volontiers coucher avec eux, à la condition d'éviter leurs déjections. C'est pourquoi il est urgent de désinfecter *d'avance* les vases et linges destinés à recevoir les matières de leurs vomissements ou selles, ou à en être imprégnés. Il est si facile de mettre *toujours* dans les vases

un peu de la solution d'acide phénique dont j'ai
donné la formule ; il est si facile d'en asperger
les linges avant ou aussitôt après les déjections.
Ces précautions, si elles étaient prises, arrache-
raient une immense quantité de victimes au
fléau et arrêteraient les épidémies dans leur
germe.

Toutes les déjections doivent , malgré ces
soins, être déposées, autant que possible, dans
des endroits spéciaux , ou mieux enfouies pro-
fondément.

Les linges doivent être lavés le plus tôt possible et à part. Le chlore (chlorure de chaux),
dans ce cas est très utile. Si je n'en ai pas parlé
plutôt c'est que, outre son odeur nauséabonde,
il détériore les couleurs, en sorte qu'on ne l'aime
pas dans les appartements. C'est pourtant un
désinfectant qu'il ne faut pas dédaigner.

Outre ces conseils généraux, il existe une
prophylaxie individuelle que nous conseillons
de toutes nos forces, principalement aux personnes forcées de vivre au milieu du foyer épi-
démique et à celles qui, par état ou par dévouement, sont plus exposées au contact des cholériques ou de ce qui a pu servir à leur usage.
Ces moyens médicamenteux sont d'une utilité
incalculable. Deux médicaments jouissent plus
spécialement de cette prérogative de conférer
presque l'immunité cholérique. Ce sont :

1° L'acide arsénieux (arsenicum album).
2° L'hellébore blanc (veratrum album).

Les doses les plus minimes suffisent.

Ayez dans deux petits flacons :

1° Deux gouttes d'une solution concentrée d'acide arsénieux dans 20 grammes d'alcool ;

2° Deux goutes de teinture mère d'hellébore blanc dans la même quantité d'alcool.

Prenez, tous les deux jours en cas de crainte seulement ; tous les jours en cas d'épidémie, alternativement un jour le premier, un jour le second remède ; deux gouttes sur un morceau de sucre ou dans une cuillerée d'eau pure, le matin à jeun, et vous serez indubitablement préservé.

Ces remèdes peuvent être pris assez long-temps sans le moindre inconvénient. Souvent on se contente, quand il n'y a que crainte d'épidémie, du *vératrum* seul, deux ou trois fois par semaine.

Un peu de fleur de soufre dans les bas ; — Une plaque de cuivre (de clinquant), appliquée à nu sur le ventre, sont des auxiliaires conseillés et très utiles.

premiers soins à donner aux cholériques.

Cette question de premiers soins à donner aux cholériques est d'une importance capitale, car de là dépend *fort souvent* la vie du malade.

Il est bien entendu que la première chose à faire, au moindre symptôme suspect, est de chercher un médecin, et, lui trouvé, de suivre ses conseils. Mais la maladie est parfois fort brusque et, en cas d'épidémie, le corps médical, malgré son dévouement incontestable, ne peut toujours suffire, en sorte que l'entourage du malade se trouve quelquefois réduit à combattre le mal avec ses propres ressources. C'est cette considération seule qui m'engage à formuler quelques préceptes.

Et d'abord jetons l'anathème contre cette fureur homicide qui consiste à gorger les pauvres patients de ces liqueurs alcooliques meurtrières ; punch, rhum, vin chaud, racines aromatiques infusées dans le genièvre, etc., etc. Il est pénible de penser à la ténacité de cette routine malgré tous ses échecs.

Quelque soit mon désir d'abréger cette notice déjà trop longue, je ne puis indiquer le traitement à suivre sans désigner en deux mots les principaux symptômes au moyen desquels on peut reconnaître la maladie.

En temps de choléra, tout dérangement quelconque du côté du ventre doit être immédiatement soigné. Toute diarrhée peut être prémonitoire et, dans ce cas, huit à dix gouttes de la solution de *veratrum*, dont j'ai parlé, dans un verre d'eau prise par cuillerée toutes des deux heures enraient ces premiers symptômes, surtout en les aidant par le repos et la chaleur. Mais cette première menace passe souvent inaperçue et nous trouvons alors la forme la plus commune, c'est à dire :

1re période. — On commence par un mal de tête comme une barre au front, au-dessus des sourcils. Un sentiment de malaise général avec abattement ; lassitude sans raison ; inquiétudes dans les membres avec besoin de s'étirer (se rétendre), propension au froid (on est frileux), sensation de froid à l'intérieur, surtout dans le ventre : douleur et faiblesse dans les jarrets. En même temps la figure prend un caractère d'inquiétude et d'abattement ; les yeux s'enfoncent, se creusent et s'entourent d'un cercle plombé ; le nez s'effile. Il y a du dégoût ; le ventre gargouille et quelquefois il y a un peu de coliques, ou bien un peu de crampes dans les membres.

A cette période, il faut coucher le malade bien chaudement dans la laine, la tête peu élevée ; le réchauffer et même obtenir de la transpiration au moyen d'objets secs et chauds ; fers à repasser, briques chauffées, sachets de sable, de cendres, cruchons, etc., etc., ou mieux encore des objets ou ustensiles en cuivre, chauffés et appliqués sur la peau, mais sans frictions.

Comme médicament, deux gouttes d'esprit de camphre, toutes les six à dix minutes, sur un morceau de sucre ou dans une cuillerée d'eau pure. Si la réaction a lieu, le malade se réchauffe et peu de temps après il s'endort. Mais si au contraire, après une couple d'heures, le froid augmente, la figure prend un caractère d'hébétude, l'affaissement croît, les douleurs d'estomac augmentent avec crainte de la mort. Il est temps de donner l'acide arsénieux à la solution indiquée plus haut : Une cuillerée à café dans un verre d'eau à prendre par cuillerée toutes les cinq minutes jusqu'à réaction.

Dans ce cas comme dans le premier, une fois la réaction établie, il ne faut plus rien faire, si ce n'est donner une légère infusion aromatique soit de menthe, de sauge, etc.

Ces moyens venant à échouer, nous arrivons à la seconde période qui bien souvent paraît arriver de prime-saut, la période première passant inaperçue.

Aux symptômes précédents viennent s'adjoindre des vomissements et une diarrhée fort pénibles et dont un des principaux caractères est la couleur *riziforme* des déjections (de l'eau dans laquelle on a fait cuire du riz).

A cette période, les deux médicaments ci-dessus deviendraient plus nuisibles qu'utiles, et il faut immédiatement recourir à la solution de *veratrum* dont j'ai donné la formule. En donner une cuillerée à café dans un verre d'eau à prendre par cuillerée toutes les cinq minutes, en s'efforçant toujours de ramener la chaleur par les moyens indiqués plus haut.

Il arrive assez souvent qu'un des symptômes prédominants très pénible consiste dans des crampes fort douloureuses. C'est dans ces cas seulement que l'on peut avoir recours au massage et aux frictions sèches. Alors aussi un autre médicament peut rendre d'immenses services. Outre l'application de plaques de cuivre sur le ventre et les membres, ce qui soulage singulièrement le malade, on peut administrer le médicament suivant :

Deux gouttes de solution concentrée d'acétate decuivre (ou mieux d'ammoniure de cuivre) dans cent cinquante grammes d'eau pure, à prendre par cuillerée toutes les cinq à six minutes.

Dans tous les cas, la boisson doit consister *toujours* dans de l'eau pure et fraîche en petite quantité à la fois. Un peu de glace soulage souvent beaucoup.

La réaction obtenue, il est urgent de changer, autant que possible, le malade d'appartement ; ou au moins renouveler non seulement son linge, mais tout ce qui l'entoure, tapisserie, rideaux, couvertures, tapis, etc., etc. Tout cela doit être désinfecté.

J'ai la conviction que, dans la plupart des cas, ces moyens suffiront à attendre l'arrivée du médecin qui alors prendra la direction du traitement ; car le choléra est un Protée qui revêt beaucoup de formes différentes exigeant chacune un traitement spécial. Aussi il ne faut pas oublier que mon dessein n'est en aucune façon de faire une monographie de cette maladie, mais simplement de donner quelques conseils prophylactiques et quelques moyens usuels de secourir les malades, EN ATTENDANT L'ARRIVÉE DU MÉDECIN qu'il faut toujours chercher au moindre symptôme cho érique.

Il serait coupable celui qui oserait, d'après ces données sommaires si incomplètes, s'aventurer dans le traitement d'une affection aussi grave, sauf le cas de force majeure, c'est à dire faute de secours d'homme compétent.

J'ai l'espoir que ces conseils que j'ai tâché de rendre aussi intelligibles que possible seront de quelqu'utilité. Mon but sera atteint et je serai bien heureux si j'ai pu arracher quelque victime au fléau. —

M. D.

Douai. — Imp. L. CRÉPIN, rue des Procureurs, 30 et 32.

**Petite bibliographie des maires de la ville
de Douai**, depuis 1790 jusqu'en 1861, par H. R. Duthillœul, in-18 br. . . . . 3 »»

**Galerie des hommes remarquables de la
ville de Douai**, par H. R. Duthillœul, 2 vol. in-8. avec
portraits .15 »»

Douai et L'Ile au XIIIe siècle, 1 vol. in-4, par
H. R. Duthillœul. 7 50

Le neveu d'Amérique, par A. Desmoulin, comédie-
vaudeville, 1 vol. in-18 . . . . 1 50

Les Falbalas à Dechy. Réimpression d'un petit livre
très rare, imprimé au XVIIIe siècle, tiré à 35 exemplaires
numérotés dont 25 seulement sont destinés à être dans le
commerce, 1 vol in-18 . . . . 5 »»

Histoire de la famille Bra, 1 vol. in-18, avec portraits, par M. Cahier . . . . 2 »»

**Compte-rendu de l'installation de la Faculté
de Droit de Douai**, contenant les discours de M. Gi-
raud et Blondel, une br. in-8. Douai, 1865 . . . . 1 50

**Petites histoires des pays de Flandre et
d'Artois**, par H. R. Duthillœul, 2 vol. in-8 br. . . . 25 »»

Une grande collection de livres sur la
franc-maçonnerie.

Les instruments perfectionnés, de l'agriculture, par
A. Vasse, ainé. 1 brochure in-18 . . . . 75 c.

Manuel de la santé, par Raspail, un volume in-18 de 400
page 1 15

Traité pratique des maladies des femmes,
par Landry, docteur. 1 vol. in-18 de 400 pages . . . . 5 fr.
Rendu franco sous double enveloppe. . . . . 6 fr.

Traité pratique des voies urinaires, par le docteur Jozan
1 volume de 314 figures, prix. . . . . 5 fr.
Rendu franco sousdouble enveloppe , , ... 6 fr.

Tous ces ouvrages sont adressés franco aux personnes qui en
adresseront l'importance en timbre-postes ou mandat, à l'éditeur
L. CRÉPIN, à Douai.

Douai. — Imp. L. Crépin, 5368.